SOCIÉTÉ NATIONALE DE MÉDECINE DE MARSEILLE

RECHERCHES

SUR

LE CHOLÉRA

RAPPORT

Lu au nom de la Commission par le Docteur Charles Livon,
dans la séance du 13 Septembre 1884

MARSEILLE.

TYP. ET LITH. BARLATIER-FEISSAT PÈRE ET FILS,

RUE VENTURE, 49

1884

SOCIÉTÉ NATIONALE DE MÉDECINE DE MARSEILLE

RECHERCHES

SUR

LE CHOLÉRA

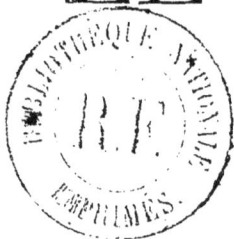

RAPPORT

*Lu au nom de la Commission par le Docteur Charles Livon,
dans la séance du 13 Septembre 1884*

MARSEILLE.

TYP. ET LITH. BARLATIER-FEISSAT PÈRE ET FILS,
RUE VENTURE, 19

1884

RECHERCHES SUR LE CHOLÉRA

Dans la séance du 18 juillet 1884, la Société Nationale de médecine de Marseille a nommé une Commission composée de MM. Adrien Sicard, Taxis, Bouisson, Queirel, Poucel, Livon et Chareyre, pour entreprendre des recherches sur le choléra.

Dès ce moment la Commission s'est réunie dans le laboratoire d'histologie et de physiologie de l'École de médecine gracieusement mis à sa disposition par M. Chapplain, directeur de l'École, et le professeur Livon.

En débutant, la Commission tient à adresser ses remerciments au personnel scientifique du Pharo qui lui a fourni tout ce dont elle avait besoin pour effectuer ses recherches.

Ces recherches ont été entreprises sans idée préconçue, sans parti pris. Toutefois, deux opinions prépondérantes s'imposaient à notre attention par la haute valeur et la compétence scientifique et médicale des savants français et allemands qui en étaient les promoteurs.

C'est sur le contenu intestinal et sur le sang que nous avons concentré nos efforts et nos investigations.

Nous n'avons pas cru devoir renouveler les expériences sur la sueur, qui ont été faites à côté de nous par MM. Magon et Cognard et dont nous avons pu constater les résultats négatifs.

Nous avons pris des matières vomies et des déjections de cholériques à toutes les périodes. Nous avons pris ces mêmes matières dans l'estomac et l'intestin de sujets morts à diverses périodes aussi.

Un fait nous a frappés dès le début, c'est qu'il y avait constamment un rapport inverse entre la proportion des komabacilles et la coloration des selles, c'est-à-dire que les selles riziformes sont celles qui en contiennent le plus, tandis qu'il nous a été donné d'examiner des selles colorées qui en étaient totalement dépourvues.

Une fois en possession du microbe virgule notre préoccupation a été d'en rechercher la spécificité.

A cet effet, avec les vomissements et le contenu stomacal d'une part, les déjections et le contenu intestinal d'autre part, nous avons entrepris deux séries d'expérimentations. Ces matières filtrées et non filtrées, employées dans un temps qui a varié de quelques heures à treize jours, nous ont constamment donné des résultats négatifs, et cependant rien n'avait été négligé pour faire varier les modes de pénétration dans l'organisme. Ces liquides, examinés tous au microscope avant leur emploi, ont révélé la présence de microbes virgules dans les déjections.

Dans le but d'obtenir des résultats nets et concluants, nous n'avons pratiqué qu'une seule opération sur chaque animal et nous avons injecté ces matières dans le tissu cellulaire, dans le péritoine, dans la trachée, dans l'estomac, dans l'intestin grêle, dans le gros intestin et enfin dans le sang. Aucun des animaux en expérience n'a présenté le moindre symptôme cholérique, soit clinique, soit anatomo-pathologique. Cependant, chez un lapin mort *onze jours* après une injection de microbes dans l'intestin grêle, nous avons pu constater la présence de ces microbes dans l'intestin, ce qui prouve bien qu'ils y avaient trouvé un milieu favorable au moins à leur conservation. Ce lapin, pourtant, ne présentait aucun signe de choléra.

L'insuccès de nos expériences, avec des déjections fraîches, nous a conduits à en modifier les conditions ; ayant eu la bonne fortune de recueillir une selle riziforme, remarquable par sa pureté, provenant d'un malade en période algide depuis quelques heures et fourmillant de microbes virgules, nous en avons imbibé des linges qui ont été entretenus constamment humides. Au bout de trois jours, nous avons fait une première série d'expériences sur trois chiens, avec de la lavure concentrée de ce linge : le premier, porteur d'une fistule gastrique depuis huit mois, reçut deux grammes de ce liquide dans l'estomac ; la même quantité fut injectée au second dans l'intestin grêle et, au troisième, dans la veine fémorale, et deux cobayes reçurent l'injection, l'un, dans le tissu cellulaire, l'autre dans le péritoine. Tous ces animaux ont continué a se bien porter. Au bout de neuf jours, c'est-à-dire six jours après cette première série d'expériences, nous avons répété ces essais sur des lapins et, toujours, avec le même insuccès.

En même temps, la moitié à peu près du linge contaminé était placée dans un cristallisoire contenant un litre d'eau et agité dans ce liquide. Un chien était forcé de boire à ce récipient et un autre, en liberté (celui de la fistule), a pu y venir boire. Nous ferons observer que cette eau, placée le soir, a été bue pendant la nuit et que c'est seulement le matin que les chiens reçoivent leur nourriture. Ici encore, point de résultat. Nous enregistrons le même insuccès chez un lapin qui a mangé des tranches de pommes de terre récemment trempées dans la déjection cholérique et le lendemain dans de la lavure d'un linge contaminé et maintenu humide depuis neuf jours.

M. Koch ayant admis la contamination des eaux par le bacille, nous avons examiné l'eau du canal prise au robinet du laboratoire et l'eau de la Rose prise près de la source. Toutes les deux en contiennent. Désireux de nous rendre compte de la quantité de microbes virgules contenus dans un litre d'eau de la Rose, nous avons fait une série d'observation en suivant exactement les indications et le procédé de Koch, nous sommes arrivés à établir une moyenne de dix bacilles virgules par goutte (de 25 gouttes au centimètre cube), ce qui représente par litre une quantité de 250,000 microbes virgules, sans compter les autres, et M. Kock a déclaré, dans la conférence qu'il a faite au Pharo, qu'un seul microbe suffisait pour tuer un homme !!! Notons que ces observations ont été faites à un grossissement de 600 diamètres et que ces bacilles, comparés aux figures données par M. Koch lui-même, n'ont présenté aucune différence comme aspect, dimension et coloration. Aujourd'hui que nous touchons à la fin de l'épidémie et bien qu'il n'y ait jamais eu à la Rose un seul cas de choléra, nous avons tenu cependant à faire un examen comparatif et nous certifions que les 250,000 microbes virgules s'y trouvent encore.

Ici se termine la série des expériences au nombre de 13 que nous avons entreprises sur les vomissements et les déjections, sur des lapins, des chiens et des cobayes.

La recherche des bâtonnets signalés par Strauss dans le rapport de la mission Pasteur en Égypte, a été l'objet de nos premières études sur le sang. Nous avons bientôt acquis la certitude, par des examens comparatifs, que ces bâtonnets se retrouvent même dans le sang des personnes en bonne santé, au moins dans la grande majorité des cas.

En dehors du bâtonnet signalé par Strauss, nous n'avons trouvé dans le sang aucun organisme qui, par sa présence constante, pût être considéré comme caractéristique. Toutefois, nos recherches sur ce point ne nous permettraient d'être affirmatifs que s'il nous avait été possible d'obtenir du sang dès les premiers accidents (1).

Nous avons à signaler, en outre, la présence fréquente mais non constante de corps sphériques que nous ne pouvons déterminer exactement pour le moment et qui, probablement, ne sont que des transformations de globules. Ces corps se trouvent quelquefois dans le sang de la période algide et plus souvent et en plus grande abondance dans la période de réaction.

Nous croyons devoir signaler un organisme spécial trouvé une seule fois dans un sang en période de réaction : il s'agit de longs chapelets formés de petits articles étranglés à leur milieu.

(1) Le procédé le plus simple pour se procurer la goutte de sang nécessaire à cet examen est de piquer avec une aiguille le pavillon de l'oreille.

Cet organisme mis en culture dans du bouillon s'est montré aérobie ou anaérobie suivant les conditions de l'expérience.

A l'état aérobe, les articles constituant le chapelet se désagrégeaient et chacun d'eux se développait ensuite en longs filaments sporifères en tout semblables à ceux du charbon,cultivés dans du bouillon.

Dans l'état anaérobe, les articles se désagrégent et produisent des spores sans abandonner leur forme primitive. Nous avons d'ailleurs acquis expérimentalement la preuve que nous n'avions là ni du charbon ni de la septicémie.

Une des altérations qui nous paraît avoir une importance prépondérante à cause de sa constance, c'est celle qui porte sur les globules sanguins. Cette altération offre ceci de particulier, c'est qu'elle n'atteint pas simultanément tous les globules mais, tout au contraire, on peut voir, dans les cas à marche rapide surtout, des globules profondément altérés à côté de globules parfaitement sains affectant leur disposition normale en pile d'écus.

L'altération consiste dans le ramollissement du globule, d'où résultent des déformations par pression réciproque, l'agglutination de masses globulaires, d'autant plus abondantes que la période est avancée. Puis, si un courant s'établit sur la plaque en observation, on voit les globules malades couler comme une lave fluide ou du goudron fondu entre des masses plus compactes, et leur adhérence est telle que, par l'effet·mécanique du courant, on voit les globules s'allonger, prendre des formes olivaires, presque cylindriques, et s'étirer jusqu'à rupture de leur adhérence, et alors, si l'altération n'est pas avancée, le globule revient à sa forme primitive en vertu de son élasticité ; mais nous avons constaté que dans des cas très graves le globule perdait cette propriété et conservait la forme olivaire même à l'état isolé, nous étant assuré qu'il était dépourvu de toute adhérence avec les globules voisins, même par des filaments de fibrine. Si, pendant l'examen microscopique, on ajoute du sérum artificiel, on voit bientôt la plus grande partie des

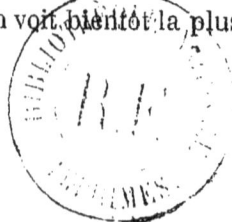

globules reprendre leur indépendance, leur forme normale et leur disposition en pile d'écus ; mais là où les globules sont le plus altérés, la désagrégation n'a pas lieu.

Dans les cas très graves, à l'examen immédiat, la fibrine du sang offre dans la coagulation une disposition réticulée que rend très manifeste le violet de gentiane ; mais pour obtenir cet effet il faut que la densité de la dissolution aqueuse soit telle que les globules ne se déforment pas.

Cette altération du sang nous l'avons trouvée dans tous les cas. Nous serions donc disposés à la regarder, comme caractéristique, comme la lésion pathognomonique du choléra. C'est cette donnée qui nous a permis de redresser deux erreurs de diagnostic qui nous sont personnelles. Les malades présentaient cependant les symptômes classiques.

De tous les sangs avec lesquels nous avons expérimenté 28 fois, il en résulte que deux seulement, recueillis au début de la période algide, l'un sur le cadavre, l'autre sur le vivant, et un troisième pris sur un sujet mort en période algide, nous ont donné des résultats positifs. Les deux lapins injectés avec le sang du premier cadavre sont morts au bout de douze à dix-huit heures, présentant des lésions anatomo-pathologiques, que nous inclinerions à regarder comme appartenant au choléra, et les altérations hématiques que nous avons décrites. Les deux lapins qui ont reçu une injection intra-veineuse de deux gouttes de sang diluées dans six centimètres cubes de sérum artificiel, ont présenté, le lendemain, de la diarrhée colorée, et chez l'un d'eux des plaques de globules agglutinés.

Nous retrouvons le même résultat chez un chien de taille moyenne, à qui nous avons injecté deux centimètres cubes de mélange à parties égales de sang et de sérum artificiel, et qui a eu de la diarrhée séreuse pendant deux jours.

Toutes les autres expériences faites avec du sang en période algide prolongée ou en période de réaction, sont restées absolument négatives.

Notons que le sang qui a tué nos deux premiers lapins, maintenu à une température constante de 38 degrés avec afflux d'air filtré à travers du coton, a perdu rapidement sa virulence.

Ce même sang, au bout de vingt jours, dans un état de putréfaction complète, fourmillant de toute espèce d'organismes vivants, a été injecté impunément dans le sang à des lapins, à un singe. Une heure après l'opération, les organismes injectés étaient retrouvés dans le sang du lapin et ils avaient complètement disparu douze heures après. Ce fait de la disparition des organismes injectés nous engage à signaler la disparition de vibrions existant dans le sang de lapins à leur entrée dans le laboratoire et n'ayant subi aucune opération. Nous avons constaté l'existence de ces vibrions dans le sang de 14 lapins, sur 22 examinés. Ils ont de 0,018 à 0,024 millièmes de millimètres et le nombre varie de 4 à 20 par champ de microscope au grossissement de 250. Or, nous avons constaté qu'il n'y a plus trace de ces organismes de 5 à 6 heures après la mort.

Ces expériences, qui s'élèvent au nombre de 41, nous paraissent autoriser les conclusions suivantes, à savoir : 1° Que le choléra peut se transmettre aux animaux. Ce fait d'ailleurs est confirmé par des expériences nombreuses faites par d'autres et par des observations recueillies sur place par des personnes ayant habité Pondichéry et Chandernagor pendant plus de 40 ans ; 2° Que le contenu stomacal et intestinal et les déjections même les plus riziformes sont absolument inoffensives ; 3° Qu'il en est de même du sang recueilli pendant la période de réaction et que c'est seulement dans la période algide que le sang a une propriété infectieuse, conclusion conforme à celle formulée par Robin en 1865 ; 4° Que cette propriété est d'autant plus énergique que l'on est plus rapproché de la période de début et que cette propriété disparaît au bout d'un temps que nous ne pouvons préciser, qui n'excède pas 24 heures, mais que nous avons tout lieu de croire plus court.

Les expériences positives que nous avons l'honneur de vous présenter sont assurément très peu nombreuses, mais ce sont les seules sur lesquelles nous puissions nous appuyer, les circonstances ne nous ayant pas servi.

Nous n'avons même pas essayé de répéter les expériences consistant à injecter des doses massives de sang ou de déjections, car ce serait là le meilleur argument pour prouver leur non spécificité.

Ces recherches conduites avec attention et impartialité, nous amènent à ne voir dans la théorie allemande qu'une hypothèse qu'aucune expérience ne justifie et qui va trouver dans le mode de propagation du choléra une réfutation nouvelle.

Nous ne regardons pas, en effet, comme démonstratives, les expériences qui viennent d'être faites par MM. Nicati et Rietsch ; la ligature, en effet, du canal cholédoque, peu dangereuse chez les chiens, est, au contraire, très grave sur les lapins et les cobayes ; les chevaux ne la supportent pas. Vulpian, dans ses nombreuses expériences, a fait remarquer que beaucoup d'animaux meurent après elle dans un temps qui varie entre quelques heures et quelques jours. Ces animaux ont pu, par conséquent, fort bien mourir de l'opération et non du choléra, et la présence d'une culture de microbe virgule dans l'intestin n'est pas pour nous une preuve.

Une autre assertion que nous n'acceptons pas davantage est celle que la bile dissout le bacille virgule.

Enfin, nous n'acceptons pas non plus que la présence des bacilles virgules dans l'intestin produise le choléra.

Les raisons sur lesquelles nous nous appuyons sont les suivantes :

1° Nous avons trouvé des bacilles virgules dans des selles colorées.

A ce propos, nous dirons que les selles riziformes pures sont relativement rares, et le plus beau spécimen de ce genre qu'il nous ait été donné de voir provenait d'un malade qui a guéri et chez lequel , par conséquent, la pullutation du bacille n'était pas contrarié par la présence de la bile, et qu'il n'y a aucun rapport entre la gravité de la maladie et la coloration des selles.

2° Nous avons constaté la présence de bacilles virgules dans l'intestin grêle d'un lapin mort onze jours après une injection sans ligature préalable du canal cholédoque.

3° Ce lapin, qui a eu pendant onze jours dans son intestin une culture de bacilles virgules, est mort sans présenter le moindre caractère cholérique, donc ces bacilles n'agissent ni en désoxydant le sang, ni en produisant des ptomaïnes toxiques.

4. Si le bacille virgule était très-avide d'oxygène, comme le prétendent MM. Nicati et Rietsch, au lieu d'avoir à l'analyse spectrale du sang les deux bandes d'absorption de l'oxyhémoglobine que présente le sang de tous les cholériques que nous avons examinés, nous aurions une seule bande, celle du sang désoxygéné : donc le sang du cholérique n'est pas un sang asphyxique, mais bien un sang malade.

Toutefois, les expériences de MM. Nicati et Rietsch nous paraissent intéressantes à un point de vue, c'est qu'elles viennent confirmer le fait que nous avons eu l'honneur de communiquer à la Société, le 31 août, à savoir que le bacille virgule peut vivre pendant onze jours et plus dans l'intestin normal d'un lapin, malgré la présence de la bile et qu'on ne peut invoquer comme contraire à sa pullulation une différence de température de 2° 1/2 entre l'homme et le lapin, comme cela existe, par exemple, pour le charbon. Ces observations nous apprennent encore qu'un milieu alcalin, d'après Nicati et Rietsch, est funeste au microbe en virgule, tandis que d'après Koch ce serait un milieu acide.

Voulant nous rendre compte de toutes les recherches concernant le choléra, nous avons tenté d'obtenir le mucor cholérigène. Dans quelques conditions que nous les ayons placées, nos préparations se sont constamment desséchées, et, si nos efforts n'ont pu aboutir, c'est sans doute, que nous nous étions préservés des germes en suspens dans l'air.

Nous avons également recherché si, comme le prétend Morgagni, les symptômes présentés par les cholériques ne seraient pas attribuables à une plebo-cardite. Après l'examen macroscopique et histologique de plusieurs cadavres, nous sommes autorisés à rejeter cette opinion.

Le résumé général de nos travaux et de nos critiques est donc que nous pouvons dire « ce que le choléra n'est pas plutôt que ce qu'il est. » Nous avons bien signalé l'action toxique du sang pendant la période algide, mais nous n'avons pu y découvrir aucun agent spécifique. C'est là cependant que cet agent toxique nous paraît exercer sa première action.

Il serait également du plus haut intérêt de vous présenter des conclusions nettes et précises au sujet du mode de propagation du fléau ; mais, ici encore, nous nous proposerons seulement de vous présenter des objections relatives aux affirmations qu'on a formulées sur son mode de propagation par l'eau.

Notre critique portera sur les deux faits allégués par M. Koch, concernant Calcutta et Pondichéry. M. Koch s'exprime ainsi : « En même temps que la canalisation, on a commencé à Calcutta la construction d'un aqueduc ; l'eau de l'Hoogly est prise à *plusieurs milles* au-dessus de Calcutta, *bien filrée*, et, alors, amenée en ville. L'aqueduc a fonctionné en 1870.

De 1865 à 1870, aucun effet appréciable sur le ralentissement du choléra ne fut noté, témoignant en faveur du système d'égout qui fonctionnait ; mais, aussitôt que l'aqueduc eut fonctionné, le choléra tomba, et c'est à peine si depuis ce temps il arrive au tiers des cas qu'il atteignait auparavant, alors qu'en 1870, avec les importants et complets travaux d'assainissement et de canalisation qui avaient été faits avant l'aqueduc, on n'avait constaté aucune diminution dans le nombre des cas de choléra... »

En parlant de Pondichéry, il s'exprime ainsi : « Auparavant, le choléra y arrivait souvent et fort. Depuis un certain nombre d'années, des puits artésiens y ont été forés et, depuis cette époque, le choléra a disparu.

« Dans l'avant dernière année, le bruit avait couru tout à coup que Pondichéry avait perdu cette bienfaisante immunité : le choléra y avait de nouveau fait son apparition. Je m'enquis de la vérité de ce fait auprès du Dᴿ Furnell, de Madras, qui était très au courant de cette question et avait de fréquents rapports avec Pondichéry, et son opinion fut que quelques cas s'étaient bien montrés de ci de là dans la ville, précisément là où n'existaient pas de puits artésiens. »

Nous craignons que M. Koch, en savant de bonne foi, n'ait été victime de son honnêteté même, en s'en rapportant avec trop de confiance aux assertions officielles ou officieuses des autorités anglaises qui l'ont évidemment induit en erreur.

Les Anglais, qui sont en partie protégés par leur climat contre l'influence du choléra, les Anglais dont l'aristocratie forme une classe à part, et qui savent bien qu'avec de l'hygiène et du confort (lorsqu'on peut en avoir), on se préserve du choléra, comme de la fièvre intermittente, consentiraient *sans douleur* à ce que l'univers entier jouisse des bienfaits du choléra endémique, pourvu qu'on lève tout obstacle à l'écoulement de leurs produits.

Cette pensée, élevée à la hauteur d'un système économique, leur a fait licencier le Conseil sanitaire d'Alexandrie en 1883 ; leur a fait déclarer que le choléra d'Égypte de l'année dernière, qui n'y a pas fait moins de 50.000 victimes, était une épidémie locale sans importance.

C'est la même pensée qui leur a fait répandre et accréditer la croyance que le choléra a aujourd'hui disparu de Calcutta, Madras, Pondichéry, Bombay, etc., en un mot, de tous les grands ports dont les exportations peuvent intéresser leur industrie et qui, depuis un an, leur a fait entreprendre en Europe, la campagne contre les quarantaines.

Si les faits allégués par le savant allemand étaient exacts, les puits artésiens de Pondichéry et l'aqueduc de Calcutta seraient, nous l'avouons, des arguments d'une très-grande valeur.

Votre Commission a fait une enquête auprès de diverses personnes, telles que : deux missionnaires qui avaient habité Pondichéry, l'un pendant six ans, l'autre pendant trois ans ; auprès d'un docteur qui vient de passer cinq ans en station dans les mers de Chine ; auprès d'un amiral qui y a passé une partie de sa vie, et enfin auprès du général Ferrier, qui a été vingt ans maire de Pondichéry, qui y a laissé de nombreux amis et une partie de sa famille, et qui a rempli les fonctions de gouverneur à Chandernagor, de 1875 à 1877. Tous les renseignements recueillis ont été absolument concordants.

Nous mettons sous vos yeux le plan de Calcutta avec son aqueduc, qui est l'argument le plus sérieux à l'appui de la doctrine de M. Koch. Vous pouvez voir que cet aqueduc prend les eaux de l'Hoogly, non à plusieurs milles au-dessus de la ville, mais juste au Nord et à la limite de la ville européenne ; au-dessus de lui en amont de l'Hoogly, se trouvent d'immenses faubourgs indigènes, plus haut, les grandes villes de Barakpoor, de Sampoor achetée par les Anglais aux Danois, de Chandernagor, Chiasura, Hoogly, etc.

Cet aqueduc divise Calcutta et forme une île qui constitue le quartier européen et dans laquelle se trouve le fort Williams. Le reste constitue les immenses faubourgs, la ville indigène, sale, humide, marécageuse même où grouille dans des cases une population nombreuse et misérable.

Or, toujours et partout dans l'Extrême-Orient, les Européens, dont l'hygiène est meilleure et la résistance vitale plus grande, ont été, relativement aux indigènes, extrêmement épargnés ; ceux-ci, au contraire, très sales, couchant sur un sol humide avec une natte pour matelas, mangeant du riz froid, du cambou froid et fermenté, buvant du suc de coco (calou) frais ou fermenté, sortant le matin à jeun, se plaçant, en un mot, dans les meilleures conditions de réceptivité, ont été toujours les victimes prédestinées du choléra.

La ville européenne, au contraire, pour l'assainissement de laquelle rien n'a été négligé, ni égouts, ni canaux, ni larges voies, ni maisons confortables, etc., a vu le nombre des décès diminuer encore dans une assez grande proportion.

La même différence entre les deux populations existe

partout dans l'Extrême-Orient. Là où la ville blanche et la ville indigène reçoivent la même eau comme là où elles reçoivent des eaux différentes. Mais cet aqueduc a-t-il réellement donné l'immunité à la ville européenne de Calcutta ? Ce canal alimente cette ville depuis 1870.

Or, de 75 à 77, M. Ferrier, gouverneur à Chandernagor, qui avait des rapports constants avec Calcutta, qui n'en est séparée que par une heure de chemin de fer, nous a affirmé que le choléra y sévissait absolument comme les autres années et qu'il y avait, au point de vue de la mortalité, entre la ville européenne et la ville indigène, la même différence qu'ailleurs.

Depuis 1877, nous n'avons pas pu avoir de renseignements précis sur Calcutta.

Mais comment cet aqueduc aurait-il pu donner l'immunité à la ville ?

Ce plan vous montre les faubourgs situés le long de l'Hoogly en amont de la prise du canal. Plus-haut, sont les grandes villes dont nous avons parlé et qui ne sont pas très éloignées de Calcutta et qui représentent en tout plusieurs millions d'habitants dont les déjections de toute nature, les débris de végétaux, cadavres d'animaux, sont nécessairement charriés par le fleuve, passent devant Calcutta et dans son canal bienfaiteur.

M. Koch dit bien que cet aqueduc ne reçoit que de l'eau *bien filtrée ! !* Mais, comment un micrographe peut-il admettre la possibilité de filtrer l'eau d'un aqueduc qui débite plusieurs mètres cubes à la seconde ! même quand l'autorité anglaise lui en donne l'assurance ? C'est tout au plus si l'on peut empêcher les chiens morts de passer ! Mais un microbe virgule qui traverse plusieurs filtres en papier — M. Koch le sait bien — comment l'empêcher de passer ? Or, dans la ville indigène, à Chandernagor et dans toutes les autres villes qui bordent l'Hoogly, le choléra sévit absolument comme par le passé, tout comme à Calcutta.

La preuve élémentaire manquait d'ailleurs à l'assertion de M. Koch ; il aurait dû trouver le bacille virgule dans les mares où s'abreuvent les indigènes et constater son absence dans l'eau de l'aqueduc. M. Koch a préféré s'en rapporter aux déclarations du gouverneur de Calcutta, en quoi il a eu tort. Il a eu tort également de s'en être tenu au rapport de M. Furnell, de Madras, pour juger l'état sanitaire de Pondichéry.

Pour les Anglais, c'est aujourd'hui démontré, le choléra n'existe plus dès l'instant que l'aristocratie et les grands industriels n'en meurent pas.

Or, si M. Koch s'était rendu à Pondichéry, il aurait évité de dire cette erreur : qu'il avait suffi d'y forer quelques puits artésiens pour y faire disparaître le choléra.

Pondichéry reçoit depuis fort longtemps de l'eau du puits de Montrepaléon ; c'est la meilleure eau du golfe de Bengale ; les navires anglais, eux-mêmes, viennent s'y approvisionner. Cette eau est distribuée à profusion par une fontaine située dans la ville européenne, sur la place du Gouvernement ; des fontaines plus nombreuses et de la même eau sont disséminées dans la ville indigène.

Un premier puits artésien a été foré, dans la fabrique la Savana, de M. Cornet, par M. Charles Poulain, en 1875, à Nellitope, faubourg de Pondichéry ; un second, également à Nellitope, dans le jardin d'acclimatation, et quelques autres ont été creusés depuis dans le même quartier. Or, toujours le choléra a sévi à Pondichéry avec une intensité différente dans les deux villes, bien qu'elles boivent la même eau, et, d'après une lettre de son beau-frère, datée du 6 août 1884, M. Ferrier apprend que le choléra sévit cette année à Pondichéry avec plus d'intensité que les années précédentes, et que c'est précisément le faubourg de Nellitope, où se trouvent les puits artésiens, qui est particulièrement frappé.

Tels sont, Messieurs, les résultats de l'enquête à laquelle s'est livrée votre Commission sur les faits que M. Koch regarde et donne comme la preuve expérimentale et au grand jour de la vérité de sa doctrine !

Dʳ Adrien SICARD, A. TAXIS, Dʳ BOUISSON, Dʳ QUEIREL, Dʳ POUCEL, J. CHAREYRE, Dʳ LIVON.

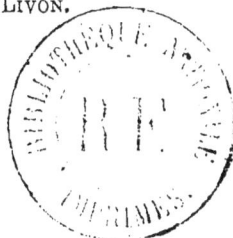

.

www.ingramcontent.com/pod-product-compliance
Lightning Source LLC
Chambersburg PA
CBHW050439210326
41520CB00019B/5991